DE L'EXTRACTION

DE

LA CATARACTE

PAR INCISION LINÉAIRE,

ET DE

L'EXTRACTION SCLÉROTICALE,

PAR

M. LE PROFESSEUR STOEBER.

—————

Compte rendu de la clinique ophthalmologique de la Faculté de médecine de Strasbourg. Année scolaire 1855 à 1856.

———

(Extrait de la *Gazette médicale de Strasbourg*.)

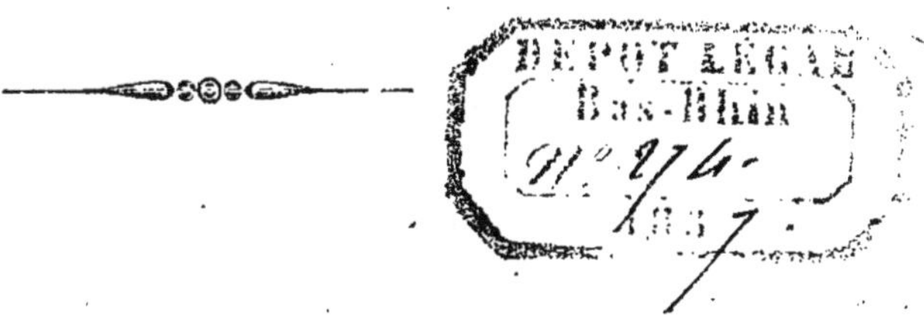

STRASBOURG,

IMPRIMERIE DE G. SILBERMANN, PLACE SAINT THOMAS, 5.

1857.

COMPTE RENDU

DE LA

CLINIQUE OPHTHALMOLOGIQUE

DE LA

FACULTÉ DE MÉDECINE DE STRASBOURG.

Le service des maladies des yeux de l'hôpital de Strasbourg n'a pas subi de changement depuis 1854, qu'il a été transporté dans le nouveau local. Nous avons eu dans l'année scolaire 1855 à 1856 moins de malades que l'année précédente. Les lits étaient néanmoins constamment occupés; les malades y restèrent plus longtemps, ce qui a sans doute tenu à des causes accidentelles. Nous avons traité à la clinique 88 individus, dont 52 hommes et 56 femmes.

Les consultants ont été, par contre, plus nombreux : 233, dont 105 hommes et 128 femmes.

Le tableau suivant fera connaître le genre des maladies qui se sont présentées à l'observation :

NATURE DE LA MALADIE.	MALADES			
	DU SERVICE.		CONSULTANTS.	
	Hommes.	Femmes.	Hommes.	Femmes.
Tumeur lacrymale	»	1	1	2
Hydropisie du sac lacrymal	»	»	»	1
Fistule lacrymale	»	1	»	1
Larmoiement	»	»	1	3
Chalaze	»	»	1	1
Blépharite ciliaire	1	»	4	9
Chute de la paupière supérieure	»	»	1	»
Strabisme	»	1	5	5
Conjonctivite	1	»	8	10
Kératite	2	2	11	9
Iritis aiguë	1	3	4	3
» chronique	4	»	4	7
Choroïdite	1	»	»	»
Ophthalmie traumatique	»	»	4	1
» catarrhale	1	»	4	5
» des nouveau-nés	»	»	»	2
» granuleuse	6	1	14	14
» scrofuleuse	1	3	7	16
» rhumatismale	1	3	»	11
Tumeur sous-conjonctivale	»	1	»	»
Corps étrangers dans l'œil	»	»	1	1
Tumeur granuleuse de l'épithélium de la cornée	1	»	»	»
Pannus	2	»	1	1
Taies de la cornée	4	2	9	17
Ulcères de la cornée	2	»	5	5
Staphylômes	»	»	3	»
Opérations de pupille artificielle	5	5	»	»
Rupture de la capsule du cristallin	»	»	»	1
Cataracte commençante	»	1	4	2
Cataractes opérées (30 yeux opérés)	16	11	»	»
Cataracte et amaurose	1	»	»	»
Cancer de l'œil. Extirpation	1	»	»	»
Mydriate	»	»	»	1
Glaucôme	»	2	»	»
Amblyopie	»	»	3	»
Amaurose	1	»	7	3

Les opérations de cataracte ont fourni les résultats sui
vants :

Malades opérés, 27; yeux opérés, 50.

	Cas.	Succès.	Insuccès.
Extraction par kératotomie inférieure .	19	15	4
. » par incision linéaire . . .	2	2	»
» par sclérotomie	3	3	»
Broiement par kératonyxis	1	»	1
Ponction de la cornée et de la capsule .	2	1	1
Abaissement	3	2	1

Je ne parlerai pas de tous les cas qui ont offert de l'in-
térêt. Je me bornerai aujourd'hui à présenter quelques
considérations sur l'extraction de la cataracte par incision
linéaire de la cornée et sur l'extraction de la cataracte secondaire par la sclérotique, en rapportant à l'appui les
faits observés.

Extraction de la cataracte par incision linéaire de la cornée.

Le danger qui accompagne l'incision semi-circulaire de
la cornée dans l'opération de la cataracte par extraction
a dû frapper tous ceux qui ont recours à cette méthode.
En effet, la suppuration du lambeau, l'atrophie de la
cornée, ou même du globe entier, n'arrivent que trop
souvent, quel que soit le procédé employé. C'est par erreur qu'on l'a attribué à l'introduction du bord de la
paupière inférieure entre les lèvres de la plaie, dans la
kératotomie inférieure. Le lambeau supérieur ou latéral
n'est pas exempt de cet accident, qui tient sans doute à
ce que la moitié de la cornée étant détachée, la nutrition
de cette membrane ne se fait plus suffisamment.

Il n'avait pas pu échapper aux médecins que les incisions linéaires de la cornée ne présentaient pas le même danger et guérissaient généralement avec une grande facilité.

A différentes reprises l'incision linéaire a été conseillée par les auteurs pour l'extraction de la cataracte. POURFOUR DU PETIT (*Mémoires de l'Académie des sciences de Paris*, 1708; p. 510 et 511) incisait la cornée transversalement. SAINT-YVES (*Nouveau traité des maladies des yeux*. Amsterdam 1756; p. 226) fait une incision linéaire transversale de la cornée, un peu au-dessous de la pupille, pour extraire la cataracte tombée dans la chambre antérieure. TAYLOR (*New Treatise on the Diseases of the Eye*. London 1756) en a agi de même pour l'extraction en général; et WARDROP, d'après M. DE GRÆFE, a suivi cet exemple.

Le volume du cristallin a dû rendre cette opération difficile ou impossible dans bien des cas. Il en est certainement résulté des accidents graves, par suite du tiraillement de la plaie. Aussi ce procédé n'a-t-il jamais été adopté par la majorité des opérateurs.

Plusieurs auteurs ont cependant adopté l'incision linéaire pour des cas exceptionnels. PALUCCI et FRÉDÉRIC JÆGER s'en sont servis pour extraire des cataractes secondaires ou des restes de cristallin ou de capsule; GIBSON pour évacuer les parties du cristallin ramollies à la suite du broiement.

Depuis plusieurs années, M. DE GRÆFE a adopté l'extraction linéaire pour les cataractes molles. Il y fut amené par deux cas dans lesquels il avait fait le broiement. Des accidents s'étant déclarés, M. DE GRÆFE crut pouvoir les attribuer à la tuméfaction de la cataracte broyée, et fit pour les combattre une incision linéaire à la cornée de deux lignes et demie d'étendue, à travers laquelle la matière cristalline s'échappa avec la plus grande facilité.

Il se demanda alors quelles étaient les cataractes qu'on pouvait extraire facilement à travers une incision linéaire de la cornée, de deux lignes et demie à trois lignes? Le raisonnement et l'expérience ont répondu que c'étaient les cataractes liquides ou laiteuses, et toutes celles dans lesquelles toute la masse du cristallin est transformée en une matière molle, gélatineuse.

Il ne restait plus alors qu'à indiquer les signes au moyen desquels on reconnaît la consistance de la cataracte. C'est ce que M. DE GRÆFE a cherché à faire dans le mémoire sur l'extraction linéaire inséré dans la deuxième partie du premier volume de son journal : *Archiv für Ophthalmologie.*

Les détails que je viens de rapporter sont connus de ceux qui lisent les *Archives* du docteur GRÆFE ou les *Annales d'oculistique*. J'ai pensé qu'il était utile de les vulgariser davantage; c'est ce qui m'a engagé à faire précéder de cette rapide esquisse historique les trois observations qui vont suivre :

PREMIÈRE OBSERVATION.

Cataracte et diabète. Extraction par incision linéaire.
Succès.

Rosalie Seltz, âgée de vingt-trois ans, de la Wantzenau (Bas-Rhin), affectée de diabète depuis plusieurs mois, entre à la clinique d'ophthalmologie le 18 février 1856.

Elle présente tous les signes d'un diabète arrivé à un degré avancé. La quantité de glucose contenue dans l'urine est considérable, la maigreur extrême.

Depuis plusieurs mois déjà la vue avait progressivement diminué, et aujourd'hui la malade ne distingue que le jour de la nuit.

A l'examen des yeux, nous trouvons ces organes bien conformés extérieurement; les iris bleus, poussés en avant, se contractent lentement. Les cristallins sont opaques, volumineux, et présentent tous les caractères des cataractes molles.

Le cas étant très-favorable à l'extraction linéaire, je me décide à recourir à ce procédé.

Le 24 février, la pupille de l'œil droit ayant été fortement dilatée, je procède à l'opération ainsi qu'il suit :

La malade étant couchée sur un lit, les paupières écartées par un aide, je fixai l'œil à sa partie interne au moyen d'une pince tenue de la main droite, et j'enfonçai de la main gauche un kératotome à travers la cornée jusque dans la capsule du cristallin.

La ponction est faite du côté externe de la cornée, un peu en dedans de la partie qui correspond au bord pupillaire de l'iris ; le tranchant du couteau est dirigé vers en bas.

La lame ayant pénétré assez avant pour ouvrir la capsule et faire à la cornée une incision de sept à huit millimètres, fut retirée. L'humeur aqueuse et une petite quantité de matière cristalline s'échappèrent immédiatement. Je saisis ensuite la curette de DAVIEL, je pressai légèrement sur la sclérotique à sa jonction avec le bord externe de la cornée, de manière à entr'ouvrir les lèvres de la plaie, et nous vîmes immédiatement la matière cristalline s'échapper par la plaie sous forme d'une gelée molle et la pupille devenir complétement nette.

L'œil fut fermé au moyen de deux bandelettes de taf-

fetas gommé, et des compresses froides y furent appli-
quées pendant six heures. Aucun symptôme morbide ne
se manifesta. Le lendemain l'œil ne présenta aucun signe
d'irritation. Je le tins fermé encore pendant deux jours;
puis je le mis à l'abri d'une lumière très-vive en faisant
porter à la malade des lunettes à verres bleus. La vue
était très-bonne et la guérison s'est maintenue. La malade fut évacuée sur la clinique interne pour être traitée
du diabète. Elle n'y resta que quelques jours et demanda
à rentrer chez elle. Au mois de décembre, j'ai eu de ses
nouvelles; sa vue était toujours fort bonne, mais le diabète n'avait pas été guéri.

J'avais eu soin de recueillir dans un verre de montre la
matière cristalline; je la remis à notre savant pharma-
cien de l'hôpital, M. HEPP, qui n'y trouva aucune trace
de glucose.

Réflexions. Exécutée dans des conditions aussi favo-
rables, cette opération est peut-être la plus brillante de
toutes celles de la chirurgie oculaire. La rapidité de son
exécution, la netteté immédiate du résultat, l'innocuité
de la lésion, frappèrent vivement tous les assistants.

J'ai légèrement modifié dans ce cas le procédé du docteur GRÆFE. Cet opérateur distingué pratique l'opération en trois temps : il incise la cornée au moyen du couteau lancéolaire, puis il introduit un kystitome pour
ouvrir la capsule, et, enfin, il évacue la matière cristalline.

J'ai réuni les deux premiers temps en un seul, en pénétrant d'un même coup avec un kératotome à travers la
cornée jusque dans la capsule cristalline.

Cette manière de faire n'est peut-être pas applicable
dans tous les cas, surtout lorsque le cristallin se trouve

assez éloigné de la face interne de la cornée. Mais, dans les cataractes molles, il arrive le plus souvent que le cristallin est volumineux et se trouve très-rapproché de la cornée lorsque la pupille est dilatée. On peut alors avec un couteau à cataracte un peu effilé pénétrer d'un seul coup jusque dans le cristallin et faire à la capsule une incision presque aussi grande que celle de la cornée.

On abrége ainsi l'opération; on évite cette inquiétude qui s'empare quelquefois des malades lorsque, après avoir déposé l'instrument qui a servi à ouvrir la cornée, on cherche à introduire le kystitome. Il est possible aussi que ce second temps devienne difficile par la contraction de la pupille qui suit d'ordinaire l'écoulement de l'humeur aqueuse.

La facilité avec laquelle la matière cristalline fut évacuée me dispensa de suivre le conseil de M. GRÆFE, et de presser avec l'index sur le globe de l'œil, du côté opposé à celui de l'incision.

Les résultats de cette opération et de celles du docteur GRÆFE prouvent qu'une incision linéaire de la capsule du cristallin est rarement suivie d'épaississement ni d'opacité de la membrane cristalline, contrairement à ce que l'on croyait autrefois.

DEUXIÈME OBSERVATION.

Cataracte entièrement molle en apparence. Erreur de diagnostic. Extraction par incision linéaire. Demi-succès.

Jacques Niess, âgé de vingt-sept ans, cultivateur à Hunspach (Bas-Rhin), entre à la clinique d'ophthalmologie le 2 mars 1856.

D'une bonne constitution, ne se rappelant pas d'avoir été indisposé, Niess dit être aveugle de l'œil gauche depuis plusieurs mois.

Les yeux sont bien conformés, non injectés, ni saillants, ni enfoncés. Les cornées sont nettes, les iris bruns se contractent librement, celui de l'œil droit est un peu plus lent dans ses mouvements, plus bombé en avant, plus rapproché de la cornée.

Les pupilles ayant été dilatées, on aperçoit à l'œil gauche une cataracte corticale commençante, formée de rayons nacrés convergents. A droite, la cataracte est complète, volumineuse, occupe toute l'étendue du cristallin, présente une opacité inégale, nuageuse, sans aucune trace de noyau jaunâtre ou d'une nuance uniforme plus foncée. La vue est réduite à cet œil à la perception du jour.

Je diagnostiquai une cataracte molle. Sous l'impression du beau résultat obtenu quelques jours auparavant chez la malade de la première observation, je résolus de faire de nouveau l'extraction par incision linéaire.

L'opération fut pratiquée le 4 mars. Le procédé employé fut complétement identique à celui mis en pratique sur la première malade.

Immédiatement après que j'eus retiré le kératotome, l'humeur aqueuse s'écoula, suivie d'une petite quantité de matière cristalline. Une légère pression faite avec la curette fit bâiller les lèvres de la plaie et donna issue à une nouvelle portion de matière cristalline; mais il restait derrière la pupille une cataracte, que quelques nouvelles pressions ne parvinrent pas à déloger.

Je restai convaincu que je m'étais trompé dans mon diagnostic, que la masse corticale seule avait été ramollie et que le noyau de cristallin était trop consistant pour pouvoir s'échapper par la petite plaie de la capsule et de la cornée. J'étais, du reste, assez rassuré, car ce noyau ne pouvait être volumineux et ne présentait pas les caractères d'une consistance très-grande. Il devait donc s'absorber facilement. Je fermai l'œil au moyen de bandelettes de taffetas gommé, et je fis faire des fomentations froides.

Le lendemain, en examinant l'œil, je trouvai le noyau dans la chambre antérieure. L'ouverture de la capsule s'était sans doute agrandie et le cristallin l'avait franchie, peut-être par suite de quelques contractions des muscles de l'œil. La pupille était rétrécie et le cristallin la cachait, car son bord supérieur arrivait jusqu'au bord pupillaire supérieur. Aucun symptôme d'irritation n'existait dans l'organe. Le noyau opaque étant peu volumineux, je ne jugeai pas nécessaire de l'extraire par une nouvelle opération. Je l'abandonnai à l'absorption.

Le 7 mars, l'œil est un peu injecté sans douleur. Je prescris une saignée et dix centigrammes de calomel et de magnésie trois fois par jour, continués pendant plusieurs jours.

Le 10, l'irritation persistant, je fais appliquer huit sangsues derrière l'oreille, et instiller de la solution d'extrait de belladone.

La pupille, en se dilatant, dépasse le sommet de la cataracte et présente une netteté complète.

Le 21, le cristallin est en partie absorbé ; derrière la portion de la pupille qui est à découvert, on discerne une légère teinte grisâtre : commencement de cataracte secondaire ; toute irritation extérieure a disparu.

Le 22, le malade, s'étant mis à la fenêtre, se refroidit ;

il est pris d'une rougeur vive de l'œil, avec larmoiement et douleur sus-orbitaire, peu intense. On revient aux sangsues, au calomel et aux instillations de belladone.

Le 24, l'irritation a disparu.

Le 26, elle est reproduite avec plus d'intensité par un nouveau refroidissement, suite de l'imprudence du malade. La pupille est rétrécie et ne se dilate pas par la belladone. L'iris ne présente cependant ni altération dans sa couleur ni inégalité du bord pupillaire. Le traitement antiphlogistique et mercuriel triomphe de nouveau de cette inflammation dans l'espace de huit jours. Le malade reste à la clinique encore quelques jours, puis il insiste pour rentrer chez lui.

Le 14 avril, jour de la sortie du malade, il reste un petit noyau de la cataracte à la partie la plus déclive de la chambre antérieure. La pupille est libre, sans irrégularités. Derrière cette ouverture on aperçoit une cataracte secondaire occupant une partie du champ pupillaire; une autre partie est nette.

Le 15 novembre, Niess revient me voir. Il ne reste plus de trace du cristallin; la cataracte secondaire n'a pas fait de progrès; une partie du champ pupillaire est libre. Le malade y voit assez pour travailler dans les champs sans lunettes; avec des verres biconvexes n° 5, il distingue de loin; mais il ne parvient pas à lire, même avec les n°s 2 et 2 1/2.

Réflexions. Dans ce cas, le procédé opératoire a été le même que dans l'observation précédente. Il aurait sans doute réussi de même, si la cataracte avait été aussi uniformément ramollie que dans le premier cas. Il s'agit donc de savoir si l'erreur de diagnostic, commise dans cette circonstance, relativement à la consistance du cristallin opaque, peut toujours être évitée, car c'est ce diagnostic qui donne les indications relativement au choix de la méthode opératoire.

Tous les opérateurs sont d'accord avec M. DE GRÆFE, lorsqu'il dit qu'en faisant beaucoup d'opérations de cataracte, surtout par extraction, on acquiert l'habitude de juger d'avance la consistance du cristallin. Ce diagnostic est ordinairement même facile, lorsqu'un noyau dur est entouré de matière corticale ramollie; car alors la couleur uniforme, souvent jaunâtre, du noyau perce à travers l'opacité nuageuse ou les rayons prismatiques de la matière corticale ramollie.

Ce qui, dans notre observation, a dû nous induire en erreur, c'est l'épaisseur de la couche corticale ramollie et l'état du noyau central. Celui-ci était d'une coloration grisâtre peu intense et d'une consistance demi-molle, ce que son absorption assez rapide a démontré suffisamment. Ces cas sont sans doute exceptionnels et ne doivent pas nous faire renoncer à l'extraction linéaire, lorsque l'aspect de la cataracte nous paraît dénoter un cristallin ramolli.

On pourra peut-être nous blâmer de n'avoir pas fait l'extraction du noyau, lorsque le lendemain de l'opération nous l'avons trouvé dans la chambre antérieure. Ce qui m'a déterminé à l'y laisser, c'est son peu de volume et son aspect peu consistant, qui promettaient une absorption rapide. Je craignais aussi d'ajouter une nouvelle et plus grande incision de la cornée à celle que j'avais faite la veille. D'ailleurs, le volume peu considérable du noyau n'aurait probablement pas irrité l'œil par sa présence, si des refroidissements, des imprudences du malade, n'avaient suscité de l'inflammation.

J'ajouterai à ces deux observations une troisième que je viens de recueillir, qui n'appartient, par conséquent, pas à l'année 1855 à 1856, qu'embrasse le compte rendu.

TROISIÈME OBSERVATION.

Cataracte molle aux deux yeux. Extraction linéaire.
Cataracte secondaire.

Louis Pfister, âgé de vingt-quatre ans, de Weiler (Bas-Rhin), entre à la clinique ophthalmologique le 28 juin 1857. Il est d'une faible constitution, lymphatique, sans cependant être sujet à des maladies habituelles. Depuis dix-huit mois sa vue s'est troublée aux deux yeux, et aujourd'hui il ne peut plus se guider.

Les yeux sont bien conformés extérieurement; les iris bleus sont modérément mobiles; leur bord pupillaire est libre. Derrière la pupille, et appliqués contre la face postérieure de l'iris, se trouvent les cristallins volumineux, opaques, d'un blanc grisâtre, nuageux; leur aspect fait diagnostiquer une cataracte molle.

Le 29 juin, je pratique aux deux yeux l'extraction linéaire, en faisant avec un kératotome une ponction comprenant la cornée et la capsule cristalline. La matière cristalline sort assez facilement d'abord; à la fin je suis obligé d'exercer une légère pression sur le globe de l'œil du côté opposé à l'incision, ainsi que le conseille M. DE GRÆFE. Il reste néanmoins dans chaque œil une petite portion opaque; à l'œil gauche elle se trouve à la partie inférieure et paraît consister dans la matière cristalline; je l'abandonne à l'absorption, le reste de la pupille étant parfaitement limpide. A l'œil droit la portion opaque siége à la partie supérieure et moyenne; je cherche à la tirer au dehors avec la cuillère de DAVIEL; n'y réussissant pas, je ferme l'œil, dans l'espoir de voir disparaître cette portion opaque par l'absorption.

Aucun accident inflammatoire ne survient à la suite de cette opération. Le troisième jour, la portion opaque à l'œil gauche s'était élevée dans la pupille; le cinquième, elle était tombée dans la chambre antérieure, et deux jours après, elle avait disparu. La pupille paraît nette à première vue; mais en l'observant avec soin, on y remarque un léger trouble, et lorsqu'on l'examine avec une forte loupe, on distingue très-bien l'incision faite à la capsule; les deux lèvres de cette plaie sont écartées l'une de l'autre d'un à deux millimètres; cet intervalle est parfaitement net; mais les lèvres de la plaie sont opaques et se présentent sous l'aspect de deux barres très-minces et parallèles.

Le reste de la capsule présente également quelques opacités visibles à la loupe. Le malade reconnaît les personnes sans lunettes, et avec le n° 5 biconvexe il distingue de loin; avec le n° 2 1/2 il peut compter les lignes et voit les lettres; mais comme il n'a jamais bien su lire, il est difficile d'apprécier quelle est l'acuité de sa vue sous ce rapport.

A l'œil droit, le corps opaque que j'avais laissé dans la pupille est resté au même point; il n'a pas diminué, et il occupe la partie supérieure externe de la pupille; la partie inférieure et interne de cette ouverture est libre, et cet espace noir augmente lorsqu'on instille de l'atropine. Examiné avec la loupe, ce corps opaque paraît être une fausse membrane appliquée à la capsule du cristallin. On n'y découvre aucune trace d'incision, et cependant le kératotome a pénétré dans cette région et a traversé cette portion opaque. La vue est moins bonne qu'à l'autre œil, le malade pourrait toutefois se conduire avec l'œil droit; il est d'ailleurs satisfait de sa vue et rentre chez lui le 17 juillet.

Réflexions. Cette observation présente plusieurs circonstances intéressantes à relever. Sur les deux yeux nous n'avons pas fait sortir toute la masse cristalline, parce que nous ne voulions pas pousser la pression très-loin, et que la petite quantité de matière opaque qui restait nous semblait devoir être absorbée. C'est ce qui a effectivement eu lieu très-rapidement à l'œil gauche; mais à l'œil droit, ce que nous avions pris pour de la matière cristalline était une fausse membrane appliquée à la capsule, et que j'aurais dû extraire immédiatement en la saisissant avec une pince. Toutes les fois, par conséquent, que la pupille ne deviendra pas tout à fait nette, il faudra examiner avec beaucoup de soin, si le corps opaque qu'on y laisse est une portion de cristallin ou une cataracte capsulaire. Une petite portion de cristallin peut être abandonnée à l'absorption ; mais une partie de capsule cristalline opaque ou couverte d'exsudations doit être extraite immédiatement.

Une seconde remarque que suggère cette observation, c'est que la capsule cristalline, quoique ne se troublant pas toujours lorsqu'elle est blessée, devient cependant opaque (soit par elle-même, soit par des exsudations dont elle se couvre) dans certains cas, et constitue une cataracte secondaire. L'extraction linéaire partage, quant à cet accident, le sort des autres procédés opératoires de la cataracte.

Quant à la facilité de l'exécution et à l'innocuité de la lésion, nous n'avons rien à ajouter à ce qui en a été dit plus haut : la troisième observation vient sous ce rapport confirmer les résultats des deux premières.

Extraction par sclérotomie.

L'extraction de la cataracte par une incision faite à la sclérotique fut d'abord proposée par M. BELL. EARL fut le premier qui l'exécuta et QUADRI l'adopta comme procédé général de l'extraction.

Afin de pouvoir extraire une cataracte d'un volume ordinaire, il fallait une incision considérable de la sclérotique, parallèle au bord par la cornée. Il en résultait facilement une perte notable d'humeur vitrée, une hémorrhagie interne de l'œil, et quelquefois la fonte purulente de cet organe. Aussi ce procédé ne fut-il pas adopté.

Je ne sais qui a été le premier à proposer l'extraction sclérolicale de la cataracte secondaire. On la trouve mentionnée dans le *Traité de l'ophthalmie, la cataracte et l'amaurose*, de M. SICHEL (1857, p. 609). En parlant de l'extraction de ces cataractes par la cornée ou la sclérotique, cet auteur dit l'avoir essayée plusieurs fois et avoir éprouvé de grandes difficultés ; mais il ne dit pas si c'est dans l'extraction par la cornée ou dans celle par la sclérotique. Il rejette donc cette méthode. Cependant le célèbre ophthalmologiste de Paris ne devait pas persister longtemps dans cette opinion.

Déjà en 1840 M. SICHEL fit insérer dans la *Gazette des hôpitaux* (nos 159, 141 et 145), un *Mémoire sur une nouvelle méthode d'opérer les cataractes capsulaires, en pratiquant l'extraction par la sclérotique*. Un second mémoire du même auteur fut publié sur ce sujet dans l'*Union médicale*, en 1847 (nos 44, 45, 47).

M. Sichel inventa pour cette opération une pince à dents mousses et une pince-tube ou pince à cylindre, que M. Desmarres appela serre-telle ou pince capsulaire.

Quoique restreinte aux cataractes capsulaires et secondaires et n'exigeant, par conséquent, qu'une incision peu étendue de la sclérotique, cette opération ne trouva que peu de partisans. On craignait la lésion de la sclérotique et l'écoulement de l'humeur vitrée. Peut-être aussi s'exagérait-on la difficulté de l'exécution.

La plupart des auteurs les plus récents qui parlent de ce procédé et le rejettent, ne paraissent pas l'avoir mis en usage ; je n'ai qu'à citer Stellwag de Carion (*Die Ophthalmologie*, t. I, 1855, p. 626), et Arlt (*Die Krankheiten des Auges*, t. II, 1855, p. 325). Ce dernier se borne même à faire ressortir les inconvénients de la serre-telle.

Il n'en est pas de même d'Edouard Jæger, qui dit (*Ueber Staar und Staaroperationen*, 1854, p. 45) que dans la clinique dirigée par lui et par son père, M. Frédéric Jæger, l'extraction scléroticale a été pratiquée cinq fois ; qu'elle a donné lieu à des accidents dus en partie à l'étroitesse de la plaie qui ne permettait la sortie de la cataracte que très-difficilement, incomplétement même dans deux cas. Que, de plus, dans deux cas la hernie du corps vitré retarda la guérison, que dans un cas même ce prolapsus fut accompagné d'hémorrhagie interne et suivi de phlegmon oculaire et d'atrophie de l'œil.

Ces remarques de M. Jæger n'étant pas accompagnées d'autres développements, ni de l'observation des malades, nous ne pouvons savoir quelles ont été les circonstances qui ont déterminé ces accidents. Le nombre des cas est d'ailleurs très-restreint, et c'est pour y ajouter de nouveaux faits et pour augmenter le nombre des observateurs qui prennent part au débat, que je publie les cas suivants, qui, comme on le verra, sont bien loin de confirmer les appréhensions des opérateurs.

PREMIÈRE OBSERVATION.

Cataracte secondaire double. Extraction scléroticale. Guérison. Observation recueillie par M. E. Schützenberger, interne du service.

La nommée Anne Kræmer, née au Neudorf, âgée de quarante ans, journalière, est entrée à l'hôpital le 8 avril 1856.

Constitution faible; tempérament mixte; bien réglée jusqu'à sa ménopause, qui est arrivée dans ces derniers temps. Elle n'a jamais été gravement malade; elle n'a eu que quelques accès de fièvre intermittente.

La malade rapporte que sa mère, deux sœurs et un frère ont été atteints de cataracte; elle-même, à l'âge de six ans, fut affectée de la même maladie. La vision, à cette époque, fut complétement abolie. Une opération fut pratiquée alors aux deux yeux, et rétablit au bout d'un temps donné la vision. Au bout d'un certain laps de temps, la malade remarqua de nouveau un affaiblissement de la vue, surtout à l'œil droit. Cet état ne fit qu'augmenter, et en ce moment la vision est à peu près abolie à l'œil droit et considérablement diminuée à l'œil gauche. La malade est affaiblie par la misère.

A l'examen des yeux on constate à droite, derrière la pupille, une opacité complète de la capsule du cristallin recouverte de fausses membranes. A gauche existe également une cataracte secondaire avec fausses membranes;

mais la pupille n'est pas complétement obstruée. Les fausses membranes paraissent aussi moins considérables qu'à droite.

Le 11 avril on se décide à l'opération, après avoir préalablement dilaté la pupille par l'instillation de la solution d'extrait de belladone.

La malade est couchée sur un lit, la paupière relevée à l'aide de l'élévatoire de PELLIER. M. STOEBER sáisit la conjonctive, à l'aide d'une pince à dents de souris, à l'angle interne; puis, à l'aide du couteau lancéolaire, il pratique une incision à la partie externe de la sclérotique; il pénètre par cette ouverture avec la pince de SICHEL, dont on voit bientôt apparaître l'extrémité des branches dans le champ de la pupille. M. STOEBER, voyant que l'écartement des branches de la pince ne se fait pas très-bien, agrandit l'ouverture de la sclérotique, pour obvier à cet inconvénient. Puis, réintroduisant la pince par l'ouverture agrandie, il cherche à plusieurs reprises à saisir la capsule et les fausses membranes. Après plusieurs essais infructueux, il parvint enfin à les saisir solidement et à les attirer à l'extérieur. Après l'opération, le champ de la pupille est très-net. L'œil est fermé à l'aide de bandelettes de taffetas gommé.

Fomentations froides.

Le 12, l'œil est un peu rouge, la douleur un peu vive; léger mouvement fébrile.

Le 13, la douleur persiste ainsi qu'un peu de rougeur. Pas de fièvre.

Le 14, toujours de la douleur.

Le 15, douleur beaucoup diminuée, rougeur presque disparue.

Le 17, la douleur a complétement disparu. L'œil est

regardé avec soin et l'on voit que tout le champ de la pupille est très-net. La malade distingue un peu les objets à un demi jour.

Le 20, le bon état continue ; plus d'inflammation ; la malade commence à se servir de son œil avec beaucoup de ménagement.

Le 28, la malade voit très-bien.

Le 27 mai, la malade réclamant l'opération à l'autre œil, M. Stoeber se décide à faire l'extraction de la capsule du cristallin et des fausses membranes par sclérotomie.

La malade est couchée, la paupière relevée à l'aide de l'élévatoire. L'œil gauche étant fixé à la partie interne avec une pince à dents, M. Stoeber, avec un couteau lancéolaire, fait une incision à la partie externe et sous-médiane de la sclérotique, puis avec la pince de Sichel il pénètre par cette ouverture. On voit bientôt arriver les branches dans l'ouverture pupillaire. A plusieurs reprises il essaie de saisir les fausses membranes qui glissent entre les dents de la pince. Essayant alors de les détacher de leurs adhérences à l'iris, il cherche de nouveau à les saisir, et, après plusieurs tentatives infructueuses, il parvient à en attirer une portion au dehors. Craignant de trop irriter l'intérieur de l'œil, M. Stoeber renonce à extraire les fausses membranes qui restent encore, mais qui pourtant n'obstruent presque plus la pupille. L'œil essuyé est fermé avec des bandelettes de taffetas gommé. Compresses froides sur les yeux.

Le soir, un peu de douleur à l'œil opéré, accompagnée de céphalalgie assez intense. — Saignée de 550 grammes.

Le 28, la saignée a beaucoup soulagé l'opérée ; l'œil est beaucoup moins douloureux. — Calomel, 0,20 en deux paquets.

Le 29, pas de douleur, ni de rougeur ; un peu de larmoiement. — Calomel.

Le 50, rien de particulier. — On suspend le calomel.

Le 51, l'œil est ouvert ; un peu de rougeur ; la pupille
est assez nette.

Le 1er juin, douleur très-vive, rougeur, larmoiement.
A l'inspection on remarque un commencement d'iritis. —
Sangsues 6. Une pilule de sublimé.

Cette inflammation est combattue par des applications
de sangsues, des vésicatoires, par le sublimé à l'intérieur
et par les instillations de belladone.

Le 20 juin, tous les accidents ont disparu et la vision est
assez nette des deux yeux. Il ne reste plus de trace de
cataracte.

Le 15 mars 1857, je revois la malade. Ses pupilles sont
très-nettes. La vue est suffisante pour permettre à cette
fille de travailler dans les champs, d'éplucher des légumes,
etc. Elle ne voit pas assez pour coudre, et les verres biconvexes n'améliorent pas beaucoup la vue.

DEUXIÈME OBSERVATION.

*Cataracte capsulaire siliqueuse à l'œil gauche. Ten-
tative infructueuse d'abaissement et d'extraction
scléroticale. Déchirure de la capsule. Guérison.* Observation recueillie par M. E. SCHÜTZENBERGER, interne du service.

Le nommé Simon Lehmann, né à Hornberg, âgé de
soixante-douze ans, tailleur, est entré à l'hôpital le 28
avril 1856. Il est d'une constitution affaiblie, d'un tempérament mixte et n'a jamais été malade. L'œil gauche a
été perdu, il y a six ans, à la suite d'une blessure faite

par une esquille de bois. Il s'y est développé une cataracte siliqueuse adhérente à toute l'étendue du bord pupillaire de l'iris.

A l'œil droit se trouve une cataracte qui existe depuis quarante ans ; le cristallin est recouvert de fausses membranes qui sont assez épaisses. La belladone dilate encore la pupille, et sous son influence le malade peut encore voir un peu par le côté droit de la pupille ; ce qui n'a pas lieu autrement.

Le 2 mai, M. STOEBER se décide à opérer l'œil gauche par abaissement. Le malade est assis, la paupière relevée et le globe oculaire fixé avec une pince. Avec une aiguille à cataracte, la sclérotique est traversée à la partie externe et sous-médiane ; mais la capsule du cristallin est adhérente au bord pupillaire de l'iris et empêche le déplacement. Pour remédier à cet inconvénient, M. STOEBER cherche d'abord à décoller et à couper les adhérences avec l'aiguille à cataracte, mais il ne parvient à détacher la cataracte qu'au bord interne, sans pouvoir la détacher en dehors, ni l'abaisser. Retirant alors l'aiguille, il agrandit l'ouverture de la sclérotique avec le couteau lancéolaire et, introduisant par cette ouverture la pince de SICHEL, il cherche à saisir les fausses membranes et à les arracher, mais c'est vainement. A plusieurs reprises elles lui échappent. Remplaçant alors la pince de SICHEL par le crochet aigu, il saisit plusieurs fois les fausses membranes qui toujours se déchirent à cause de leurs adhérences très-fortes au bord pupillaire. Craignant de provoquer une inflammation trop vive de l'œil en continuant, M. STOEBER remet l'opération à un autre temps, et l'œil est fermé avec des bandelettes. — Compresses d'eau froide.

Le 3 mai, l'opéré va très-bien; il ne ressent pas la moindre douleur à l'œil.

Le 4, pas de douleur; le malade se sent très-bien.

Le 6, l'œil est ouvert; la conjonctive est un peu rouge; mais du reste pas de douleur.

Le 7, l'œil n'est pas enflammé, mais le malade est très-affaissé; il se plaint de n'avoir pas de selles depuis deux jours et d'éprouver des envies de vomir. Eau de Seidschütz.

Le 15, l'œil est dans le même état qu'avant l'opération.

Le 2 juin, le malade sort pour se rétablir de différents dérangements des fonctions digestives et urinaires, et d'une atteinte de nostalgie. Il promet de revenir.

Le 8 août, le malade revient à la clinique. La pupille est nette dans les trois quarts de son étendue. Vers en dehors et en bas, on aperçoit un reste de cataracte. Les lambeaux de la capsule déchirée par la pince et le crochet se sont sans doute roulés sur eux-mêmes et ont laissé libre le champ de la pupille. La vue s'améliore de jour en jour; le malade reconnaît parfaitement les personnes avec des verres biconvexes.

A ces deux observations qui appartiennent à l'année 1856, j'en ajouterai deux qui ont été recueillies à la clinique en 1854, par M. BELIN, interne du service et publiées par lui (*Gazette médicale de Strasbourg*, 1856, p. 45), puis une cinquième que j'ai recueillie dans ma pratique particulière, et un dernier fait qui a été observé à la clinique en 1857.

TROISIÈME OBSERVATION.

Sophie Wœhrlin, âgée de vingt et un ans, d'une constitution débile, a été opérée, il y a quelques années, par abaissement et broiement, d'une cataracte capsulo-lenticulaire congénitale. A droite, la pupille devint nette, mais l'œil était strabique. Elle subit l'opération du strabisme qui ne donna pas un résultat bien avantageux sous le rapport de l'amélioration de la vue. Les deux yeux sont agités sans cesse par une oscillation considérable (hippus, nystagmus). A gauche, il se forma une cataracte secondaire; à une grande profondeur, derrière la pupille, se trouve une membrane d'un blanc éclatant qui occupe la largeur de la pupille lorsque celle-ci n'est pas dilatée, mais qui se trouve isolée au milieu d'un champ noir après l'instillation de la solution d'atropine. On dirait une fausse membrane ou la capsule cristalline antérieure opaque qui se serait appliquée sur la capsule postérieure.

Le 4 mars. Espérant que la vue serait meilleure de cet œil qui n'a jamais louché, lorsque la membrane aurait été enlevée, M. STOEBER se décide à *l'extraction scléroticale* qu'il n'a jamais faite, mais qui lui semble indiquée. Avec le kératotôme de BEER, il incise la sclérotique, à 3 ou 4 millimètres de la cornée, d'avant en arrière dans une longueur de 5 millimètres. Il introduit la petite pince de M. SICHEL et cherche à saisir la capsule opaque entre les deux mors de la pince. Plusieurs tentatives sont infructueuses à cause des mouvements du globe de l'œil ; d'autres fois il saisit la membrane, mais, en voulant l'attirer, elle déchire. Il finit par maintenir le globe oculaire en saisissant la conjonctive avec des pinces ; mais il ne peut parvenir à saisir la fausse membrane, d'abord parce qu'elle se déchire, et ensuite parce qu'il ne voit plus assez. En effet, une partie d'humeur aqueuse s'était écoulée, la cornée s'était ridée et présentait une surface légèrement dépolie ; et, d'un autre côté, pendant les mouvements exécutés avec la pince, des parties du pigmentum s'étaient détachées et avaient troublé l'humeur aqueuse. L'opération fut dès lors suspendue.

La cicatrisation scléroticale fut faite au bout de peu de jours et aucun accident ne survint.

Deux mois après, la malade étant rentrée à l'hôpital, fut opérée de pupille artificielle par excision de la partie interne de l'iris. Sa vue s'améliora, mais ne sera jamais bien nette, à cause de l'oscillation permanente du globe oculaire qui empêche l'usage de lunettes biconvexes.

QUATRIÈME OBSERVATION.

Charles Cachin, de Schlestadt, âgé de douze ans, fut le 17 mars opéré, par broiement à l'œil gauche, d'une cataracte qu'il portait depuis sa première enfance. Des fausses membranes passent dans la chambre antérieure et y flottent. La résorption ne se fait pas. M. STOEBER voulut les extraire par la cornée ; une faible portion put être enlevée, les autres remontèrent ; pendant l'opération l'iris fit hernie, ce qui força de s'arrêter et de replacer l'iris. Quelques semaines plus tard, le malade revint à la clinique. La fausse membrane existe maintenant dans la chambre postérieure ; elle occupe tout le champ pupillaire. M. STOEBER fait alors l'extraction par la sclérotique.

Le malade étant chloroformé, le globe de l'œil main-
tenu avec une pince, il fait une incision horizontale au
côté externe de la sclérotique, à 2 ou 3 millimètres du
bord de la cornée, et un peu au-dessous du plan médian
pour éviter les artères ciliaires longues. Il introduit à travers la plaie la pince de Sichel avec laquelle il attire la
fausse membrane; celle-ci disparaît derrière l'iris, mais
reste logée dans le corps vitré; elle a échappé aux mors
de la pince probablement en se déchirant. La plaie se ci-
catrise rapidement, et quand le malade quitte l'hôpital,
la pupille, un peu déformée, est tout à fait nette. Le malade ne voit pas très-bien, ce qui tient sans doute à une
amblyopie qui existait avant l'opération.

CINQUIÈME OBSERVATION.

*Cataracte traumatique, aride, siliqueuse. Extraction
scléroticale. Succès.*

M. l'abbé S..., âgé de vingt-cinq ans, professeur au
collége de Saint-Hippolyte, fut frappé à l'œil gauche, il
y a six ans, par un fragment de bois que se lançaient des
enfants en jouant. La douleur et l'inflammation furent
bientôt dissipées; mais la vue se troubla peu à peu et
une cataracte se développa sur cet œil.

Au mois d'août 1856, l'abbé S... vient me consulter.
A l'examen de l'œil, je trouve une cataracte très-blanche,
formée évidemment par la capsule épaissie par des cou-
ches plastiques. Le bord pupillaire de l'iris n'était adhé-
rent nulle part, ainsi que le démontra la dilatation égale
et large de la pupille par suite de l'instillation de la belladone.

Quoique la cataracte conservât la largeur habituelle du

cristallin, néanmoins son aplatissement, son aspect particulier, joints à la cause productrice du mal, me firent
diagnostiquer une absence presque complète du cristallin.
Ce diagnostic me décida à faire l'extraction par la sclérotique.

J'ajouterai que le malade y voyait très-bien de l'œil
droit, mais demandait à être débarrassé de son infirmité,
qui pouvait lui être préjudiciable dans sa carrière.

L'opération fut pratiquée le 25 août.

Le malade étant assis sur une chaise, une incision de 5
à 6 millimètres fut faite avec le couteau lancéolaire, à la
partie externe et un peu inférieure de la sclérotique,
commençant à 3 ou 4 millimètres de la cornée. J'introduis ensuite la pince de SICHEL, je saisis la cataracte à
plusieurs reprises ; tantôt elle glisse entre les dents de
l'instrument, tantôt elle résiste à la traction. Une autre
pince à dents ne réussit pas mieux. Je me sers alors d'un
petit crochet, que j'introduis jusqu'au bord interne de la
cataracte; j'accroche la capsule en ce point, et, en tirant
vers la plaie, j'amène au dehors toute la capsule.

La pupille est nette en grande partie; mais, vers le côté
externe, il reste un corps grisâtre, mollasse, qui n'est
évidemment autre chose qu'une petite portion du cristallin, qui n'avait pas encore été absorbé.

Pendant toute l'opération, la pupille est restée dilatée, et aucune partie de l'humeur vitrée ne s'était écoulée.

La capsule extraite devait être examinée au micros-
cope. Je la confiai à mon aide, qui malheureusement la
perdit en route.

Des fomentations froides furent faites sur l'œil pendant
vingt-quatre heures; puis, pendant le second jour, des fomentations avec une infusion de belladone.

Les deux premiers jours le malade ressentit quelques douleurs dans l'œil, sans tuméfaction des paupières et sans larmoiement. La conjonctive était légèrement injectée. Ces symptômes disparurent à la suite d'une saignée et des fomentations.

Le 10 septembre, la pupille était complétement nette. J'ai revu le malade au mois de janvier. L'œil paraissait tout à fait normal; cependant la vue n'était pas assez bonne pour permettre à l'abbé S... de lire de cet œil avec des verres biconvexes; ce qui tient sans doute à une altération de la rétine, due à la commotion que celle-ci a éprouvée par suite du choc qui a déterminé la cataracte.

Lorsque le malade a les deux yeux ouverts, il lit sans se douter qu'un œil est plus faible que l'autre.

SIXIÈME OBSERVATION.

Cataracte double. Extraction. Succès à l'œil gauche. Cataracte secondaire à droite. Extraction sclérotricale. Insuccès.

Nicolas Meyer, âgé de quarante et un ans, ouvrier à Munster (Haut-Rhin), entre à la clinique ophthalmologique le 2 novembre 1856. Il est atteint d'une double cataracte lenticulaire.

Le 4 novembre il fut opéré par kératotomie inférieure à l'œil gauche. Aucun accident n'étant survenu, le malade demanda a être également opéré à droite. La même méthode fut employée pour cet œil le 21 novembre. De l'inflammation se déclara et fut suivie de cataracte secondaire, adhérente au bord pupillaire de l'iris, dans une grande étendue; la pupille est rétrécie.

Quoique la vue fût bonne à gauche, le malade persista

à demander qu'on l'opérât de nouveau à droite. Je me décidai à faire l'extraction scléroticale le 14 janvier 1857.

La sclérotique est incisée au moyen du couteau lancéolaire. La pince saisit la fausse membrane ; mais celle-ci se déchire. Plusieurs tentatives sont suivies du même résultat. J'introduis alors le crochet, et je finis par retirer un lambeau de fausse membrane. Les autres parties de la cataracte secondaire sont trop flottantes pour pouvoir être saisies par le crochet ; d'ailleurs je craignais de trop tirailler l'iris. J'espérais aussi que ces restes flottants se rouleraient sur eux-mêmes et laisseraient la pupille libre, en partie du moins.

Il n'en fut pas ainsi. Une inflammation subaiguë de l'iris se déclara le lendemain, et continua pendant plusieurs semaines, malgré un traitement énergique. Après sa disparition, la pupille se trouva oblitérée de nouveau par des fausses membranes.

Si la vue n'avait pas été bonne à l'autre œil, j'aurais conseillé au malade de se soumettre à une opération de pupille artificielle.

Réflexions. Après avoir rapporté les faits qui se sont présentés à mon observation, j'examinerai maintenant quels sont les avantages et les inconvénients que peut présenter l'extraction par sclérotomie. Sous ce rapport, chacun des temps de l'opération mérite d'être considéré à part.

1° *Incision de la sclérotique.* Celle-ci se fait dans la direction de l'axe antéro-postérieur du globe oculaire, en commençant à 3 ou 4 millimètres du bord de la cornée et s'étendant vers en arrière dans la longueur de 5 à 7 millimètres. L'incision est faite à 3 ou 4 millimètres au-dessous de l'axe antéro-postérieur. Je me sers, pour la pratiquer, d'un couteau lancéolaire ou d'un kératotôme.

En donnant à la plaie la position et la direction indiquées, on évite de blesser le ligament ciliaire et les artères ciliaires longues. On traverse nécessairement la conjonctive, la sclérotique, la choroïde, la rétine et la membrane hyaloïde.

La lésion de la sclérotique est considérée comme grave par beaucoup de médecins, qui pensent que les plaies de cette membrane doivent se cicatriser difficilement. Cette opinion n'est peut-être pas basée sur l'observation des faits. Chez mes opérés, on voyait un peu de rougeur à la partie externe de l'œil les jours qui suivirent l'opération, mais chez aucun d'eux je n'ai pu apercevoir l'ouverture de la sclérotique, pas même chez ceux dont j'ai ouvert l'œil le lendemain de l'opération. La plaie paraissait s'être cicatrisée par première intention, tout aussi vite que se fait la cicatrisation d'une incision linéaire de la cornée.

Cinq malades n'ont pas éprouvé de douleur après l'opération, et si la première en a eu d'assez vives, elles ont cédé très-rapidement. Je ne parle nécessairement pas de celles qui se sont développées plus tard dans les deux yeux qui ont été pris d'iritis.

On pourrait craindre que l'incision de la choroïde et de la rétine ne donnât lieu à des accidents graves. Les phénomènes observés sur mes malades ne semblent pas justifier ces craintes; à part les douleurs un peu vives, mais très-passagères, éprouvées par ma première malade, aucun des autres opérés n'a présenté des signes d'une inflammation de la rétine ou de la choroïde.

Enfin, l'incision de la sclérotique a été accusée d'exposer à un écoulement considérable du corps vitré et par suite à l'atrophie de l'œil. Cet accident doit se présenter lorsqu'on fait une incision très-longue et verticale, comme la faisait QUADRI pour l'extraction d'une cataracte lenticulaire. Mais en ne donnant à l'incision que les dimensions que j'ai indiquées, l'écoulement d'humeur vitrée est nul ou peu considérable. Chez la plupart de mes malades, je n'en ai pas observé; dans deux ou trois cas il a existé, mais a été si peu abondant que les élèves qui ont recueilli les observations ont oublié de le noter.

2° *Extraction de la fausse membrane ou de la capsule épaissie :*

Une pince fine à dents mousses et un crochet suffisent. Les instruments plus compliqués sont plus difficiles à manier et se dérangent facilement.

Dans les cas où la fausse membrane est adhérente au bord pupillaire de l'iris dans une grande étendue, on cherche d'abord à la détacher en partie, surtout vers le bord externe, au moyen d'une aiguille à cataracte pénétrant par la plaie.

La pince étant introduite, on laisse ses branches s'écarter de manière à ce que, en avançant, une branche passe devant la cataracte et l'autre derrière. On saisit ainsi le corps opaque et on le tire au dehors.

Cette manœuvre réussit quelquefois facilement. D'autres fois on éprouve des difficultés plus ou moins grandes et même insurmontables. Elles proviennent de l'adhérence trop intime de la fausse membrane aux parties environnantes et surtout à l'iris, et dans certains cas de la friabilité de la fausse membrane.

Lorsque les adhérences ne cèdent pas aux tractions faites avec la pince, j'introduis un petit crochet et je saisis la fausse membrane à son bord interne. Elle se détache alors plus facilement et progressivement. Si elle résiste encore, il faut abandonner l'opération et faire plus tard une pupille artificielle.

Quelquefois la cataracte secondaire ne se laisse pas extraire parce qu'elle ne présente pas assez de résistance ; elle se déchire sous l'action des instruments. Mais cette déchirure elle-même, lorsqu'elle est pratiquée sur différentes parties de la fausse membrane, peut amener un résultat favorable, comme on l'a vu chez le malade de la seconde observation. Les lambeaux se roulent sur eux-mêmes et la pupille se trouve plus tard dégagée en partie ou en totalité.

Si nous comparons maintenant les difficultés que ce second temps peut présenter dans l'extraction scléroticale et dans celle par la cornée, nous trouvons qu'elles sont moindres dans la première.

Les cas faciles réussiront également bien par les deux procédés. Mais lorsque les adhérences sont fortes et étendues, on les détache plus facilement en pénétrant par la sclérotique. La pupille restant dilatée jusqu'à la fin de l'opération dans la sclérotomie, on voit mieux ce que l'on fait. Il n'en est pas de même dans la kératotomie ; car aussitôt que l'humeur aqueuse s'écoule, la pupille se resserre ; on ne voit plus toute l'étendue de la fausse membrane, et la manœuvre des instruments est gênée par le bord pupillaire de l'iris.

Dans la sclérotomie, on saisit mieux la fausse membrane et on peut l'accrocher successivement en différents endroits et la détacher peu à peu. En pénétrant par la cornée, on est obligé le plus souvent de saisir la cataracte par sa partie médiane, le rétrécissement de la pupille cachant les parties latérales. On tire alors sur toute la fausse membrane en même temps, et la résistance est d'autant plus forte. Le sens de la traction d'arrière en avant est plus défavorable que la traction latérale. Et lorsque préalablement on veut détacher les adhérences avec l'aiguille, non-seulement il est plus avantageux que la pupille reste dilatée, mais on coupe mieux avec l'instrument introduit par la sclérotique, qu'en attaquant les adhérences d'avant en arrière en pénétrant par la cornée.

5° *Accidents qui peuvent survenir pendant l'extraction scléroticale ou qui peuvent la suivre.*

L'extraction du corps opaque est quelquefois *impossible*, soit à cause du peu de résistance qu'il présente, soit à cause de ses adhérences trop intimes. Le premier cas peut quelquefois être prévu et doit alors nous engager à préférer l'abaissement ou le broiement à l'extraction. Si notre diagnostic est en défaut, si nous avons fait l'incision de la sclérotique et que la cataracte secondaire ne se laisse saisir ni par la pince ni par le crochet, qu'elle se laisse traverser par les instruments sans les suivre, nous la déchirerons en différents sens et souvent nous verrons que les lambeaux de la fausse membrane se roulent sur eux-mêmes et dégagent une partie de la pupille. Dans les cas où cela n'aura pas lieu, il faudra recourir plus tard à une opération de pupille artificielle.

Cette dernière opération sera également nécessaire, lorsque nous aurons été obligés d'abandonner l'extraction à cause des adhérences trop intimes de la fausse membrane, que nous n'aurons pu la détacher ni avec l'aiguille à cataracte, ni par les tractions avec la pince ou le crochet.

L'écoulement de l'humeur vitrée est l'accident qu'on a le plus redouté. Si j'en juge par les faits que j'ai observés un prolapsus un peu considérable et dangereux doit être rare. En effet, lorsque l'incision de la sclérotique n'est pas plus étendue que celle que j'ai indiquée, et lorsque le corps vitré n'est pas liquéfié, l'écoulement de celui-ci ne peut guère être abondant. On l'arrêterait d'ailleurs aussitôt par l'occlusion des paupières s'il paraissait être menaçant.

L'iritis est à craindre chaque fois qu'on est obligé de tirailler l'iris, ce qu'on fait nécessairement plus ou moins en cherchant à détacher des fausses membranes adhérentes à cette tunique. Cette inflammation n'est donc pas exclusivement propre à l'extraction scléroticale, mais appartient à tous les procédés lorsqu'ils s'appliquent à des cas analogues.

Elle a été observée chez deux de nos malades; dans le premier cas, elle a cédé au traitement; dans le second, elle s'est terminée par exsudation et a produit de nouveau l'occlusion de la pupille. Il nous reste alors la ressource d'une opération de pupille artificielle.

Le *phlegmon oculaire* a été signalé par M. ED. JÆGER comme étant arrivé chez un de ses opérés. Aucun détail n'accompagnant cette indication, nous ne savons quelles sont les circonstances qui ont pu amener un accident aussi grave et si peu en rapport avec l'innocuité habituelle de la sclérotomie, telle que nous la pratiquons.

Aux accidents que je viens d'énumérer, se rattache la question de savoir si le procédé opératoire n'a pas d'influence sur l'acuité de la vue. Je suis amené à soulever cette question en voyant que sur quatre des yeux opérés par moi par sclérotomie, et sur lesquels la pupille est devenue parfaitement nette, et les iris très-contractiles, la vue n'a cependant pas acquis l'acuité nécessaire pour permettre aux malades de lire ou de distinguer de petits objets même avec des verres biconvexes. Si ces malades avaient présenté après l'opération des signes d'ophthalmie interne, de choroïdite ou de rétinite, je n'hésiterais pas à attribuer à ces accidents l'imperfection de la vue.

Mais, en l'absence de ces inflammations, je suis porté à croire que chez ces individus la rétine avait perdu de son impressionnabilité, d'autant plus que trois des yeux appartenaient à des individus cataractés de naissance ou dans la première enfance, et dont l'un avait déjà antérieurement subi une opération de cataracte. Le quatrième cas est celui de la cataracte membraneuse siliqueuse déterminée par un coup reçu sur l'œil, cause traumatique qui souvent détermine l'amblyopie et même l'amaurose conjointement avec la cataracte.

Je ne crois donc pas que mes observations puissent résoudre la question. Elle reste indécise pour moi jusqu'à ce que de nouveaux faits me permettent ou permettent à d'autres de la trancher.

Conclusions. Aux considérations que j'ai présentées sur l'extraction scléroticale, j'ajouterai, comme complément, quelques conclusions sur le traitement de la cataracte secondaire en général.

1° Pour remédier à la cataracte secondaire, on peut avoir recours à trois méthodes opératoires : l'abaissement, l'extraction, l'opération de la pupille artificielle.

2° L'abaissement est indiqué lorsque la fausse membrane est peu adhérente à l'iris ou qu'elle ne l'est pas du tout, et que les parties profondes de l'œil n'ont pas été enflammées antérieurement. Dans ces conditions, cette opération réussit d'ordinaire très-bien, à moins que la fausse membrane ne présente pas assez de résistance pour être abaissée, cas dans lequel il faut chercher à la broyer, à la dilacérer.

3° L'extraction me paraît indiquée dans les cas où la cataracte secondaire est adhérente au bord pupillaire de l'iris dans une étendue un peu considérable, par exemple le quart de la circonférence pupillaire, car alors l'abaissement est ordinairement impossible, l'aiguille ne parvient pas à détacher ces adhérences étendues.

4° L'extraction scléroticale doit, en général, dans ces circonstances être préférée à l'extraction par kératotomie.

5° Dans les cas où l'adhérence de la fausse membrane est complète avec tout le bord pupillaire de l'iris, et dans les cas où les méthodes précédentes auraient échoué, l'opération de la pupille artificielle doit être pratiquée. Je n'admets pas cette opération comme méthode générale dans le traitement des cataractes secondaires, car il vaut toujours mieux dégager, lorsqu'on le peut, la pupille normale située en face du centre de la cornée, que d'en établir une artificielle placée plus ou moins latéralement, et par conséquent plus défavorable à la vision.

www.ingramcontent.com/pod-product-compliance
Ingram Content Group UK Ltd.
Pitfield, Milton Keynes, MK11 3LW, UK
UKHW020047080726
13614UKWH00004B/1948